Schlaflosigkeit

Bildnachweis: akg-images: S. 9
iStock: S. 18/19/32 (sergio34), S. 21 (Artem Perevozchikov), S. 22 (pidjoe), S. 26/29 (gorodenkoff), S. 38 oben/rechts (Shanina), S. 38 links (JFsPic), S. 39 (FilippoBacci), S. 40 (atlantic-kid), S. 41 (DutchScenery), S. 46/47 (Ghulam Hussain), S. 49 (gradyreese), S. 52/53 (hanibaram), S. 61 (yenwen), S. 64 (alexemanuel)

Titel der Originalausgabe: INSOMNIA von Alain de Botton

Projektleitung: Till Brömer, Sabine Sternagel-Böttger
Übersetzung: Christel Klink
Gestaltung: Daniela Mecklenburg
Herstellung: Nadine Modl, Hermann Weixler
Druck- und Bindearbeiten: optimal media GmbH, Röbel/Müritz
ISBN: 978-3-86497-534-9
1. Auflage 2020

Schlaflosigkeit

THE SCHOOL OF LIFE

Süddeutsche Zeitung Edition

Inhalt

Einleitung

Es ist schon mitten in der Nacht, doch der Schlaf will immer noch nicht kommen. Man dreht sich um. Vielleicht bringt eine neue Schlafposition innere Ruhe. Oder war die andere Position nicht doch besser? Panik setzt ein. Nicht schlafen können wird zur Katastrophe. Aus vollkommen verständlichen Gründen hat sich in unserer Kultur ein äußerst negatives Verständnis für die Schlaflosigkeit entwickelt. Sie ist ein Fluch, dem man mit Kunst oder Wissenschaft beikommen muss, mit einer Schlaftablette, Kamillentee oder Schäfchenzählen. Angesichts der langen Zeit, die wir eventuell im Land der Schlaflosigkeit verbringen müssen, lohnt sich jedoch auch der Versuch, dieses Land zu erkunden und zu verstehen. Wir sollten lernen, uns mehr mit Schlaflosigkeit vertraut zu machen und schlaflose Stunden als eine Herausforderung anzusehen, die zugleich ein integraler Bestandteil des menschlichen Daseins ist.

Unser Wachbleiben hat auch etwas Gutes: Jetzt melden sich all die tiefgründigen, großartigen und bedeutungsvollen Gedanken, denen wir im Lauf des Tages nicht genügend Aufmerksamkeit geschenkt haben. Wir können zum Teil deshalb nicht schlafen, weil wir noch so viele Gedanken abarbeiten müssen.

Der dänische Maler Georg Friedrich Kersting spricht die Vorteile der Schlaflosigkeit an. Für den Mann, der hier in seinem Arbeitszimmer liest, ist es sicher spät in der Nacht. Die meisten anderen sind schon lange zu Bett gegangen, doch er ist aufgeblieben, um sein Buch fertig zu lesen, nachzudenken und sich mit einer lange vernachlässigten Person zu unterhalten: mit sich selbst. Tagsüber kümmern wir uns um andere. Bei Nacht erfüllen wir eine noch größere Pflicht: Wir kümmern uns um uns selbst. Die Nacht ist ein Korrektiv zu den Verpflichtungen der Gemeinschaft. Bei Tage bin ich vielleicht ein Zahnarzt oder ein Mathematiklehrer, ein Elternteil oder ein Politiker. Die Nacht erinnert mich daran, dass ich auch ein namenloses, grenzenloses Bewusstsein bin, ein viel weitreichenderes, nicht verankertes Wesen mit unendlichen Möglichkeiten und raren, bestürzenden, ambivalenten, seltsamen und visionären Einsichten. Meine Nachtgedanken würden sich seltsam für meine Mutter, meinen Freund, meinen Chef oder mein Kind anhören. Diese Menschen brauchen uns in einer bestimmten Personifizierung. Sie könnten nicht mit unserem ganzen Potenzial an Möglichkeiten umgehen, und das aus gutem Grund. Wir möchten sie nicht enttäuschen. Sie haben ein Recht darauf, bestimmte Dinge von uns zu erwarten. Diese Erwartungen können aber bestimmte Aspekte unserer Persönlichkeit einengen. Bei Nacht aber, bei offenem Fenster und einem klaren Himmel über uns, gibt es nur uns und das Universum – und für einen kurzen Augenblick können wir uns dieser Unendlichkeit ein wenig nähern.

Von Natur aus möchten wir natürlich normal sein, doch die Schlaflosigkeit gewährt uns eine wichtige Auseinandersetzung mit unserem verrückteren, wahren Selbst. Wir lernen unsere eigene Andersartigkeit kennen. Das Selbst, das wir bei Tage pro-

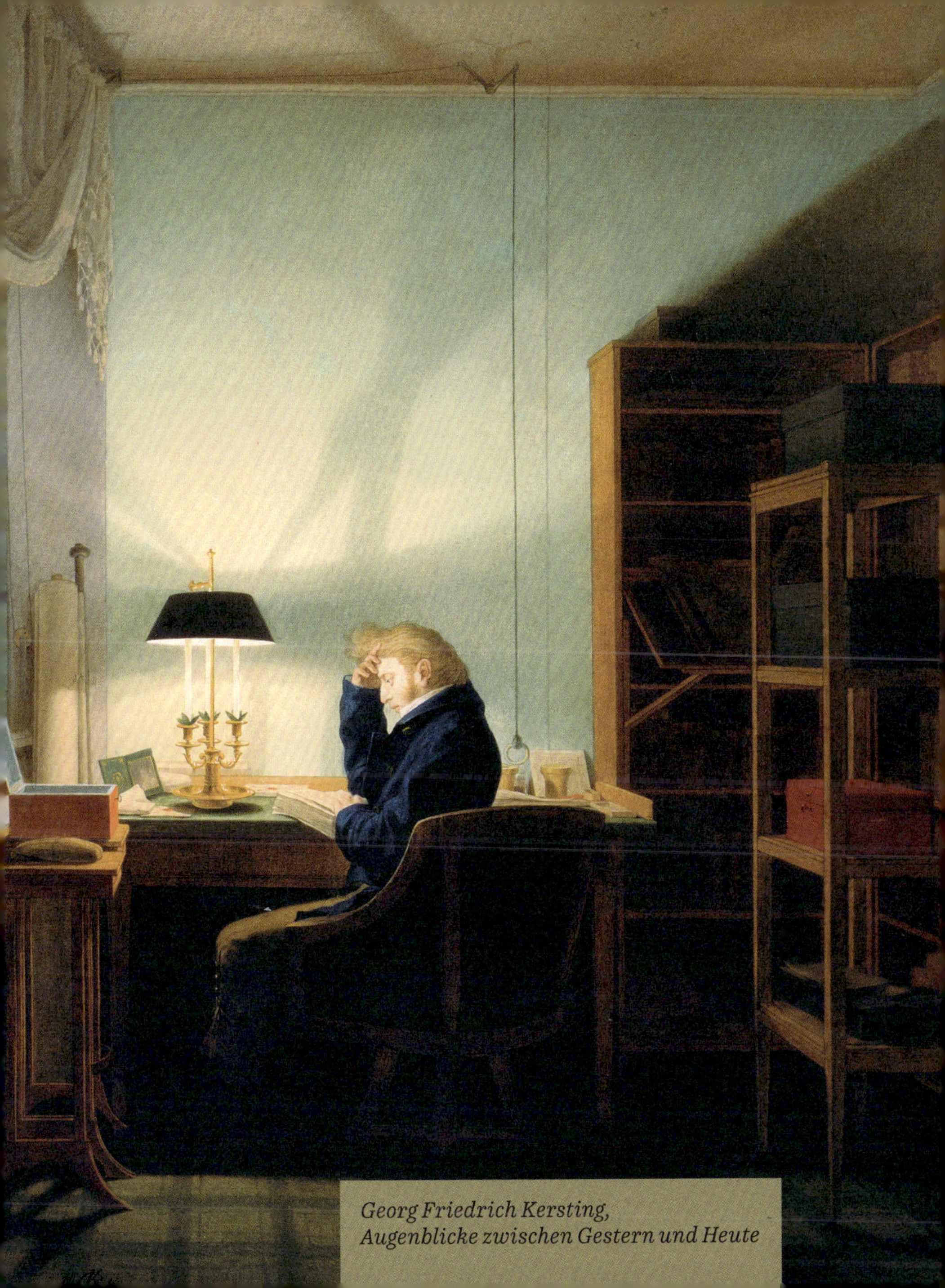

Georg Friedrich Kersting,
Augenblicke zwischen Gestern und Heute

Schlaflosigkeit
ist ein Geschenk – und
eine unbewusste
Erziehung.

jizieren, ist bei allen Menschen ein irreführendes Bild ihrer Gesamtheit. Schlaflosigkeit ist ein Geschenk – und eine verborgene Erziehung.

Es gibt viele Bücher mit Anregungen, wie wir schlafen sollen. Dieses Büchlein hier versucht zu erklären, was eigentlich passiert, wenn wir nicht einschlafen können – damit wir uns von unseren schlaflosen Nächten weniger gestraft und allein gelassen fühlen. Es zeichnet ein Bild wertvoller, interessanter und kaum diskutierter Dinge, die nachts in unserem Kopf vorgehen, wenn unser Bewusstsein eigentlich ausgeschaltet sein sollte, wir uns der Dinge aber tiefer und klarer bewusst sind als in anderen Momenten unseres Lebens.

Ich werde sterben ...

In unseren Wachstunden wird uns die längste Zeit ein ungerechtfertigter Luxus gewährt: das Gefühl, dass wir unsterblich sind. Unsere Organe funktionieren normal, unsere Gelenke verursachen uns keine Schmerzen, unsere Aufmerksamkeit ist auf die nächsten Finanzquartale im Geschäft gerichtet. Tot umzufallen ist das Letzte, woran wir denken.

Doch in den frühen Morgenstunden ist das ganz anders. Da ist plötzlich dieses nagende Zwicken im Magen. Es ist nicht besonders schlimm und morgen kann es schon wieder weg sein, doch es könnte sich auch um die Anfangssymptome eines Tumors handeln, der uns bis Neujahr ums Leben gebracht haben wird. Auch um die Brust ist uns ein wenig eng. Wenn wir atmen, empfinden wir hin und wieder ein Ziehen. Da war doch vor Kurzem am Flughafen dieser Moment, als wir zu einem weit abseits liegenden Gate hasteten. Könnte das ein kleiner Herzinfarkt gewesen sein? Einer dieser stillen, die kaum bemerkt werden, aber einen am Ende tödlichen Herzklappenfehler verursachen? Was ist mit diesem etwas seltsam geformten Muttermal auf dem Rücken? War das schon immer da gewesen oder ist es neu, breitet sich aggressiv aus und ist bösartig? Warum können wir uns nicht an den Namen dieses wirklich netten Kollegen erinnern, mit dem wir vor ein paar Jahren zusammengearbeitet haben? Funktioniert unser Gehirn etwa nicht mehr richtig? Das wäre doch genau der Moment für einen Schlaganfall, der uns halb gelähmt zurücklässt; Krankenpfleger schieben uns dann eilig auf einer Bahre durch die Korridore der Unfall- und Notaufnahme. Von da an wird uns der Hintern geputzt und wir werden durch einen Schlauch ernährt, der uns aus der Nase kommt.

Die schiere Unwahrscheinlichkeit, am Leben zu sein und zu bleiben, überwältigt uns immer mehr. Wie ist es möglich, am Leben zu bleiben, wo doch so viel schiefgehen kann? Es handelt sich hier keineswegs um die makabre, fast unterhaltsame Hypochondrie, die man als Jugendlicher gelegentlich pflegt, sondern um eine realistische Einschätzung der Risiken. Es ist realistisch eingesetzte Vorstellungskraft …

Dieses augenblickliche Zwacken kündet vielleicht noch nicht das Ende an – doch irgendwann einmal wird schon etwas passieren. Die abstrakte Möglichkeit des Todes wird in der Nacht zu einem konkreten, entscheidenden Fakt. Wir könnten von der Leiter fallen, wenn wir einen Koffer aus einem Fach hoch oben im Schrank ziehen und dann acht Stunden lang mit einem Wirbelsäulenbruch am Boden liegen, während sich in unseren Lungen das Blut ansammelt, bevor jemand unseren fahlen, entseelten Körper findet. Vielleicht haben wir aber auch Glück und es wird ein schnelles Aneurysma auf dem Heimweg von der Geburtstagsparty eines Freundes. Was immer es auch sein wird, es kommt unaufhaltsam näher. Eine kurze Zeit lang sind die Menschen um uns herum dann tief betroffen, einige sind vielleicht auch noch Jahre später traurig, wenn sie an uns denken. Aber sie leben weiter. Für sie hat es lange nicht diese Bedeutung wie für uns jetzt.

Wir sind erschreckt und voll Ehrfurcht vor diesem seltsamen Zustand des Lebendigseins. Es scheint uns so fundamental unwahrscheinlich, dass dieses komplizierte Netz unserer Gedanken und Gefühle nur durch die Wirkung von ein paar lumpigen, fragilen Organen aufrechterhalten wird. All unsere komplizierten Vorstellungen und schönen seelischen Empfindungen hängen ab von winzigen, geistlosen weißen Blutkörperchen, Sauerstoffmolekülen und den rhythmischen Kontraktionen des Sinusknotens. Warum funktioniert diese Maschinerie? Warum sind wir nicht schon tot?

Diese Überlegungen sind schrecklich – und diese ganze Panik kann eine halbe Stunde oder länger anhalten. Doch mit der Zeit gewöhnen wir uns an die Vorstellung, ausgelöscht und vergessen zu werden. Der Gedanke an den Tod stärkt unsere Entschlossenheit: Das Wichtige in unserem Leben müssen wir tun, so lange wir noch dazu fähig sind. Unsere Arbeit müssen wir zu Ende bringen und es wagen, neue Initiativen zu ergreifen. Wir müssen mehr verzeihen. Eine dumme Bemerkung können wir einfach ignorieren und eine Fehde aufgeben, auch wenn uns der andere Unrecht getan hat.

Das instinktive Wissen um unseren immer näher rückenden Tod belebt unsere Wertschätzung des Lebens. Es ist doch unfassbar, dass wir in der Ferne hören können, wie ein Auto die Motoren aufdreht; es ist faszinierend, Füße zu haben; das Kissen fühlt sich so angenehm auf unserer Wange an; es wird wunderschön sein, morgen einen Baum anzusehen, einen Vogel singen zu hören, in eine Feige hineinzubeißen. Das Wunderbare an den Dingen, die uns sonst so unwichtig erscheinen, das Leben aber wirklich lebenswert machen, wird uns wieder bewusst. Der Grauschleier platter Vertrautheit wird zurückgezogen – zumindest für eine kleine Weile. Ein Jahr Lebenszeit scheint schon ein riesiges Privileg. Ein Tag, an dem nichts Besonderes passiert, ist nicht langweilig, sondern eine großartige Gelegenheit, weiterzuleben.

Ängste

Ä

Den ganzen Tag lang ist es uns gelungen, alles mehr oder weniger unter Kontrolle zu halten. Wir haben die Geschäftigkeit und beruhigende Vertrautheit des Arbeitstages dazu benutzt, unsere Panik zu unterdrücken. Doch nun ist nichts Praktisches mehr zu tun, die Welt ist unheimlich in ihrer Stille und die Wucht unserer Ängste trifft uns mit neuer Intensität.

N

Wenn herauskommt, was wir getrickst haben, könnten wir unseren Job verlieren, ebenso wie unser hart erarbeitetes Ansehen; dann können wir das Haus nicht mehr abbezahlen; vielleicht müssen wir in bescheidenere Verhältnisse umziehen; unser Partner hat vielleicht eine Affäre oder verlässt uns. Ein dummer Fehler von uns wird vielleicht in alle Welt hinausposaunt, unser peinlichster Moment der Öffentlichkeit preisgegeben – Bekannte sehen uns verärgert oder verächtlich an; unsere Verteidigungsversuche gehen nach hinten los; wir finden keine Arbeit mehr; unser Lebenspartner wird verbittert und mürrisch; unsere Kinder hassen uns. Wir werden ruiniert und gedemütigt sein.

G

Diese Gedanken kommen zu uns nicht als theoretische Möglichkeiten oder Dinge, die uns eventuell treffen könnten; um 3 Uhr morgens sehen wir darin mit Entschiedenheit das, was uns bevorsteht. Nach zwanzig Minuten ständig ansteigender Besorgnis entwickeln sie sich zu einem wahren Krisenhöhepunkt: Wir sind erledigt; wir waren schwachköpfig, unsere Dummheit ist grenzenlos, unser Leben ist grauenhaft und sinnlos. Es ist unerträglich. Verzweifelt stehen wir vom Bett auf und gehen im Schlafzimmer auf und ab. Sollen wir uns jetzt gleich umbringen? Wir sind keinesfalls melodramatisch, nein, das erscheint uns wirklich der nächste, vernünftige Schritt. Man könnte ein wenig durch die verlassenen Straßen fahren. Oder würde uns das nur dazu verleiten, uns Hals über Kopf die nächste Brücke hinunter zu stürzen?

S

T

In diesem Zustand befinden wir uns eine halbe Stunde lang, eine Zeit in unserer privaten Hölle, was niemand errät, wenn er unser normales Arbeitsgesicht am nächsten Morgen sieht. Wir weinen, vergraben den Kopf in den Händen, schlagen mit der Faust ins Kissen, knien am Boden und flehen einen Gott an, an den wir schon lange nicht mehr glauben.

Doch dann, an dem Punkt, wo wir überzeugt sind, Selbstmord sei die einzige Möglichkeit, fällt uns eine Alternative ein. Sie leugnet nicht die schrecklichen Eventualitäten. Sie tröstet uns nicht mit dem Gedanken, dass alles wieder gut wird. Stattdessen konzentriert sie sich auf das, was schlimmstenfalls passieren könnte. Sie blickt auf den Scherbenhaufen unseres zerstörten Lebens und fragt uns, ob aus diesen Ruinen wieder etwas Neues entstehen könnte. Stimmt, uns stehen große Demütigungen bevor, jeder wird sich über uns lustig machen, wir verlieren unseren Job, wir werden nicht so viel verdienen, wie wir uns das vorgestellt hatten. Aber erstaunlicherweise geht die Sonne trotzdem wieder auf. Metaphorisch gesehen verlieren wir ein Bein, aber wir humpeln weiter. Wir schaffen es, auf ganz anderer Ebene zu leben, als wir das gegenwärtig tun. Das tun Millionen von Leuten Tag für Tag. Das ist nicht ideal, aber es kann – fast – in Ordnung sein.

Nach der Katastrophe gibt es andere Dinge in unserem Leben, an die wir noch gar nicht gedacht haben: neue Freundschaften, neue Ambitionen, neue Freuden – weniger karriereorientiert, weniger materialistisch, aber echt und wirklich bereichernd. Wir wissen nicht genau, was aus unserem Leben noch wird. Wir passen uns eben an und machen das Beste draus. Wir bauen neue Hoffnungen auf. Obwohl es momentan unwahrscheinlich scheint, wird es neue Tage in unserem Leben geben.

E

Ängste können wir nicht abbauen, indem wir uns vorgaukeln, dass das Schlimmste nicht eintreten kann, sondern indem wir Wege erkunden, die uns aus der Misere helfen würden, falls es doch eintritt. Mit offenen Augen müssen wir das schlimmste mögliche Szenario betrachten – und dadurch erfahren wir, dass wir nicht so schnell untergehen, wie es uns die Wahnideen unserer Schlaflosigkeit gerne vorgaukeln.

Ich war unmöglich …

Tagsüber schieben wir selbstbelastende Gedanken schnell weg. Wenn andere uns angreifen, verteidigen wir uns wütend: Das war nicht unsere Schuld, das kann uns niemand in die Schuhe schieben; wir haben nichts damit zu tun. Doch nun, in der Nacht, sind wir eher bereit, die traurige Wahrheit zuzugeben: Natürlich haben wir uns auf vielerlei Weise schrecklich aufgeführt und waren furchtbar dumm.

Das würden wir in der Öffentlichkeit zwar nicht zugeben, aber um drei Uhr in der Früh können wir uns eingestehen, dass wir viel falsch gemacht haben. Wir haben Menschen verletzt; wir haben auf nette Mitteilungen nicht geantwortet. Einige Freundschaften haben wir aus unerfindlichen Gründen einschlafen lassen. Wir haben Geheimnisse verraten; wir haben uns über Leute lustig gemacht und sie herablassend kommentiert.

Wir haben einige widerliche Dinge getan und uns zum Narren gemacht: beim ungeschickten, erfolglosen Fummeln beim Sex, den Lügen, die wir verbreitet haben, den spitzen Bemerkungen hinter dem Rücken der Leute.

Wir waren auch schlechte Eltern. Wir hätten viel mehr Zeit mit den Kindern verbringen sollen, ihnen genauer zuhören, wenn sie uns etwas sagen wollten und viel interessantere, kreativere Fragen an sie stellen sollen. Wir hätten

Um drei Uhr in der Früh können wir uns eingestehen, dass wir viele Fehler gemacht haben.

am Esstisch netter sein und unsere Ängste weniger ins Familienleben tragen sollen.

Wir waren auch schlechte Kinder. Wir hätten erkennen können, unter welchem Druck unsere Eltern lebten. In manchen Situationen hätten wir offener sein, in anderen eher den Mund halten sollen. Wir hätten viel öfter die Gelegenheit ergreifen können, ihnen von unserem Leben zu erzählen und sie an Kleinigkeiten teilhaben lassen, die ihnen so viel bedeutet hätten. Wir hätten ihnen sagen sollen, dass wir sie lieben.

Wir waren in der Tat wirklich armselig. Es fühlt sich schrecklich an, aber in solchen Momenten wachsen wir auch auf eine bestimmte und sehr notwendige Weise: Wir entwickeln Bescheidenheit. Wir versetzen unserer Selbstgerechtigkeit einen wichtigen Stoß. Das Schlimme an Menschen ist nicht, dass sie Fehler machen, sondern dass sie es nicht schaffen, offen zuzugeben, dass sie sie gemacht haben.

Beim nächtlichen Kummer über unsere eigenen Fehler nehmen wir einen bescheidenen Platz in der weltweiten Gemeinschaft von Sündern ein. Uns wird aber klar, wie unmöglich wir sein können – und das hilft uns, uns zu bessern.

Verpatzte Karriere

Wir haben viel zu lange dafür gebraucht herauszufinden, wo unsere Stärken liegen. Immer waren wir zu zaghaft, wenn es darum ging, sich nach vorne zu spielen. Eine leicht negative Äußerung klang in unseren Ohren gleich wie eine glatte Ablehnung. Wir haben gute Ideen von allen Seiten betrachtet, sie aber nicht konsequent vorgebracht. Zu lange waren wir einer Firma oder Industrie auf dem absteigenden Ast treu; wir nickten gut gemeinte aber schlechte Empfehlungen ab; wir hielten am Bestehenden fest statt zukünftige Erfolge zu planen; wir waren zu überstürzt oder zu zögerlich, wir haben nicht auf unsere Vorbehalte gehört oder auch zu viel …

Wenn wir in der Nacht ganz ehrlich zu uns sind, dann ist es ganz klar, dass wir unsere Karriere verpatzt haben. Doch unser Bedauern und unsere Selbstvorwürfe verdienen es, von einer weiteren Perspektive aus gesehen zu werden. Wir kommen nicht umhin, uns im Leben der etwas hochtrabend aber durchaus passend so genannten existenziellen Tragödie der Wahl zu stellen. Es wird von uns verlangt, wichtige Schritte zu unternehmen, bevor wir uns selbst oder die Welt richtig kennen. Unser Schicksal ist, dass wir schnell handeln und blind navigieren müssen und daher Fehlentscheidungen treffen. Ein bisschen Mitleid muss man schon aufbringen für unser trauriges Menschenlos, dazu verdammt, unsere Hoffnungen und Ambitionen aus einer Position unausweichlicher Ignoranz heraus zu steuern.

Außerdem gehen wir auch deshalb so hart mit uns ins Gericht, weil wir alle unsere Fehler so genau kennen, während wir von den Fehlern der andern so wenig wissen. Aber wir können sicher sein,

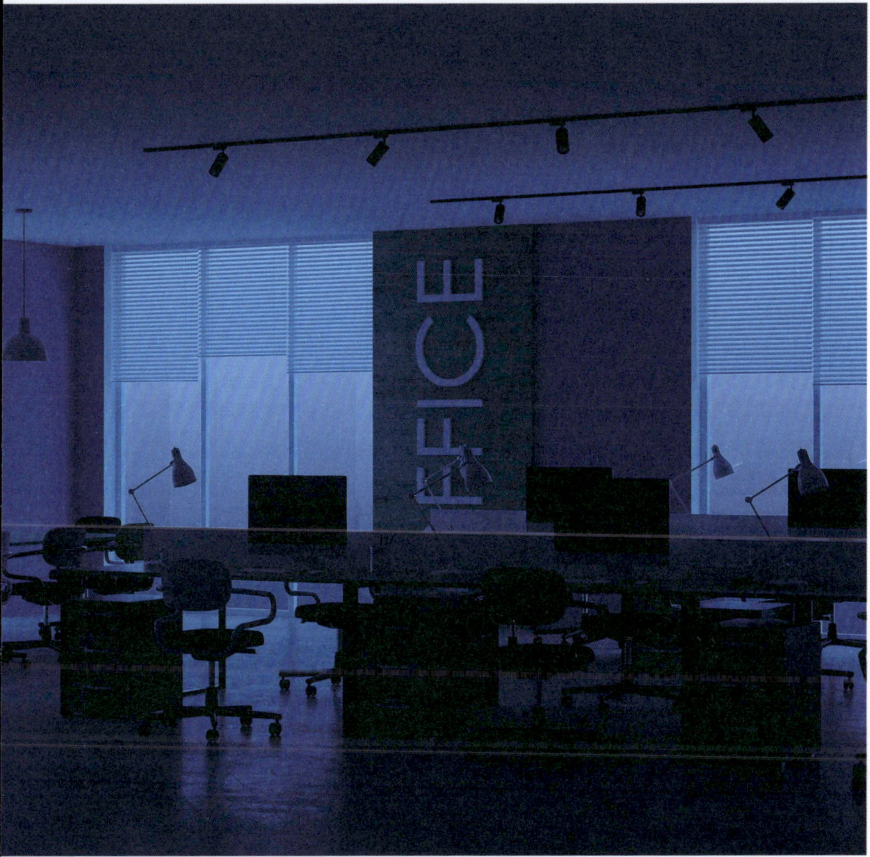

dass auch die Menschen, die wir für ihre guten Entscheidungen und ihre Klugheit bewundern, im Innern von eigenen Zweifeln zerfressen sind. Das Wissen um unsere eigenen Fehler ist etwas, was wir mit fast allen Menschen teilen, und es entstehen oft die tiefsten, vertrauenvollsten Freundschaften daraus.

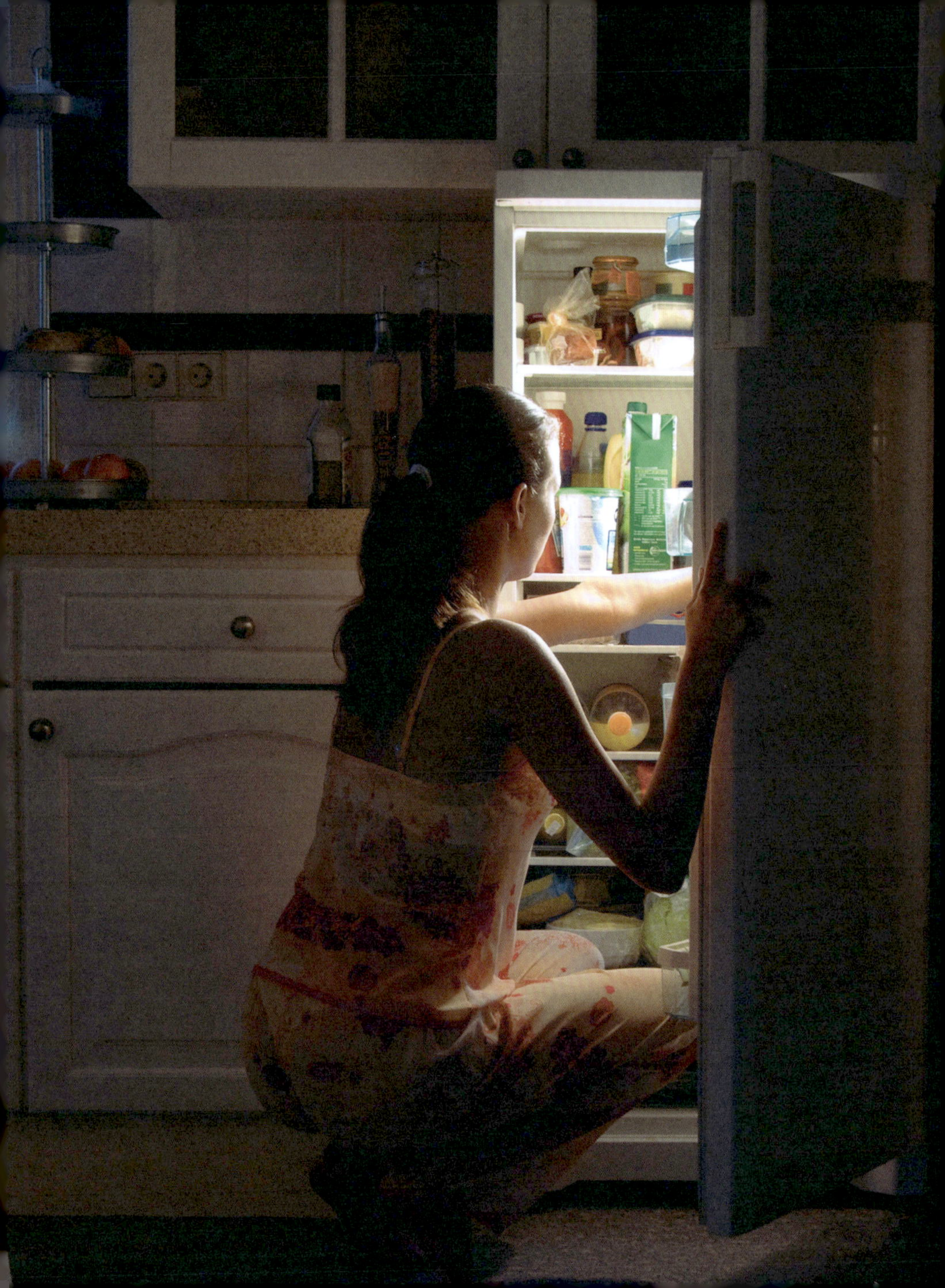

Die Küche um zwei Uhr in der Früh

Es fühlt sich komisch an, um diese Zeit hier zu sein. Wir kennen den Raum so gut, doch um diese ungewöhnliche Nachtzeit kommt es uns vor, als überraschten wir einen alten Freund an einem ungewöhnlichen Ort in der Stadt.

Alles ist so, wie wir es aus den gewohnten Stunden kennen – und doch nicht ganz. Der Raum fühlt sich ungewöhnlich still an, eine Zone tiefster Ruhe, befreit – zumindest in diesem Moment – von den üblichen Reibereien, dem Lachen, den Gesprächen.

Viel Kunst basiert darauf, allzu vertraute Dinge zu entfremden, damit wir wieder lernen, wie interessant, schön und faszinierend sie eigentlich sind. Ein großer Maler kann einen Grashalm zu einem faszinierenden Objekt machen. Nun sind wir der Künstler in unserer eigenen Küche. Wir betrachten eine vertraute Welt mit neuen Augen und schärfen unsere Sinne für das Wunderbare daran.

An der Kühlschranktür hängt eine Kinderzeichnung: ein struppiger, grüner Hund mit roten Ohren, oder vielleicht auch ein Flugzeug mit grinsenden Gesichtern hinter den drei Fenstern, aber nur einer Tragfläche. Wir sehen die konzentrierte Aufmerksamkeit fast vor uns, mit der das Bild damals erschaffen wurde, die kleine Zunge zwischen die Zähne geklemmt. Heute ist das Kind schon sieben Jahre alt und möchten nichts mehr zu tun haben mit dem Kind von damals. Es ist distanziert geworden und möchte nicht mehr auf den Schultern reiten; es glaubt auch nicht mehr, dass wir allwissend sind. Die arglose Offenheit des Vierjährigen ist verschwunden – viel zu schnell! Die schönsten Momente sind blitzartig vorbei. Aber sie leben in uns weiter – und soeben haben wir Zugang zu einer Erinnerung daran gefunden.

Der Wasserhahn am Spülbecken erscheint uns ein vollkommen bizarres, brillantes Phänomen: der Endpunkt eines unermesslich riesigen Systems von Leitungen und Zisternen, Filterstationen, Zementrohren, Pumpstationen und Wasserspeichern, die sich aus Bächen, Flüssen, vorüberziehenden Regenwolken, Meeresströmungen und den vorherrschenden Winden in der oberen Atmosphäre speisen. Wir nehmen ein, zwei Schluck aus einem Wasserglas und schütten den Rest in den Ausguss – und ein paar Tropfen werden sich von dort aus wieder mit dem Kosmos verbinden.

Wir lieben die Menschen, die in diese Küche kommen, wahrscheinlich mehr als sie wissen und auch mehr als wir ihnen normalerweise sagen können. Wir schauen uns die Fotografien an, den Zierrat, die alte Pasta-Schüssel neben dem Kühlschrank, die Schürze, die an der Tür hängt, den Stapel Bücher neben dem Glas mit Haferflocken und uns wird klar, wie viel wir haben, wofür wir dankbar sein können – so viel mehr, als wir tagsüber je erfassen.

Wir betrachten
eine vertraute Welt
mit anderen Augen
und schärfen
unsere Sinne für
das Wunderbare
an ihr.

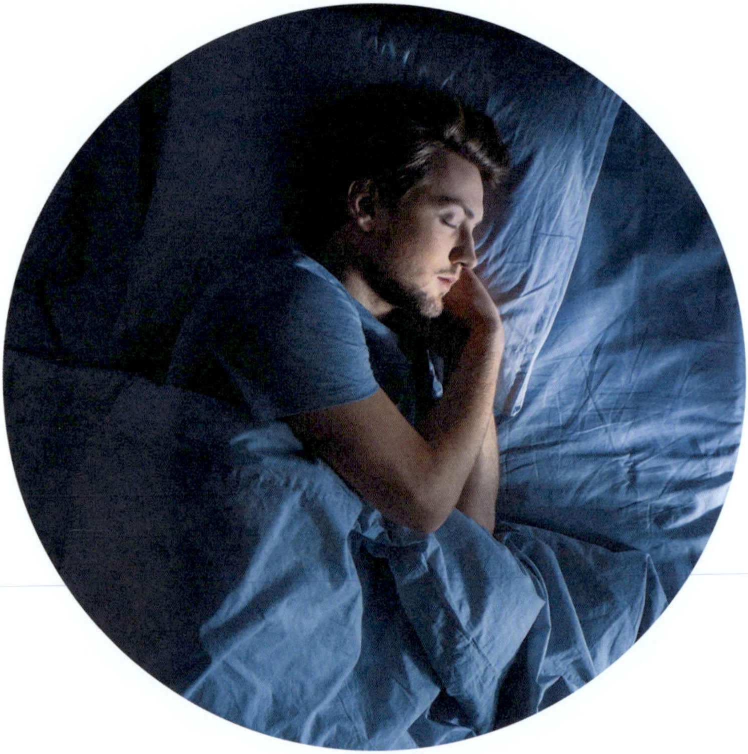

Einer Person beim Schlafen zusehen

Sie hat keine Ahnung, wie sorgfältig und liebevoll wir sie betrachten. Ihr Atem ist flach und gleichmäßig, gelegentlich unterbrochen durch ein Zögern, ein undeutliches Murmeln. Ihre Augenlider sind so zart, das Haar ist durcheinander. Ganz kurz zuckt ein Muskel in der Wange. Wie seltsam doch ein Ohr aussieht, wenn man es von so nahem betrachtet. Lippen, die früher am Tag verärgert zusammengepresst waren, stehen jetzt leicht offen; die zuvor in Konzentration gerunzelte Stirn ist nun entspannt. Der schwierigste Teil ihrer Persönlichkeit – der Teil, der oft am meisten Aufmerksamkeit verlangt – ist nun befriedet. Nun wird sie uns nicht forschend ansehen, um etwas bitten oder in einem ungünstigen Moment auf ein Problem hinweisen. Nun können andere Seiten ihrer Persönlichkeit – die immer da sind, aber oft verdeckt – an die Oberfläche kommen. Wir erkennen ihre Großzügigkeit, ihre

Offenheit, ihr sympathisches Zögern und ihre Fähigkeit, herzlich zuzustimmen. Vielleicht erkennen wir wieder die Person, mit der wir uns anfangs zusammengetan haben; wir können uns in diesem Moment auf Aspekte konzentrieren, die uns damals so gefielen: die spezifische Form ihrer Wangenlinie, die wir so gerne streicheln wollten und uns noch nicht trauten; die Mundwinkel, die so hübsch zucken, wenn sie ihr Lächeln verbergen will.

Vor ein paar Stunden noch hat sie ganz alltägliche Dinge getan: die Zeitung gelesen, mit Kollegen gesprochen, sich überlegt, ob eine Speise nachgesalzen werden sollte. Nun wissen wir nicht, welche Gefühlslandschaft und Erinnerungen sie wohl gerade durchstreift. Diese könnten aus Zeiten stammen, lange bevor wir sie kennengelernt haben. Sie spielt vielleicht mit dem Hund, den sie als Kind hatte, surft an einem Strand mit Freunden, die wir nie getroffen haben, sucht nach etwas in ihrem Kinderzimmer, das wir nie gesehen haben – oder lässt eine Leidenschaft zu einer ehemaligen Liebe wieder aufleben. Am Morgen wird sie es uns nicht erzählen können und wir werden es nie erfahren. Uns wird vor Augen geführt, dass wir immer nur einen Teil eines anderen Menschen zu sehen bekommen, ganz gleich, wie gut wir meinen, ihn zu kennen. Das immense Innenleben eines andern, das sich über die Zeit hinausdehnt, bleibt uns für immer verschlossen, nicht weil sie oder er sich bösartig oder hinterhältig verweigern würden, sondern aus dem traurigen Grund, dass der Mensch im Kern unfähig ist, seine tiefsten Empfindungen in Worte zu fassen.

In diesem Moment spüren wir mehr Mitleid und Zärtlichkeit für diese Person als seit Langem. Nicht, dass wir vergessen hätten, wie sehr sie uns irritieren kann. Es ist einfach so, dass unsere Verstimmung und Enttäuschung zusammenfließen mit der

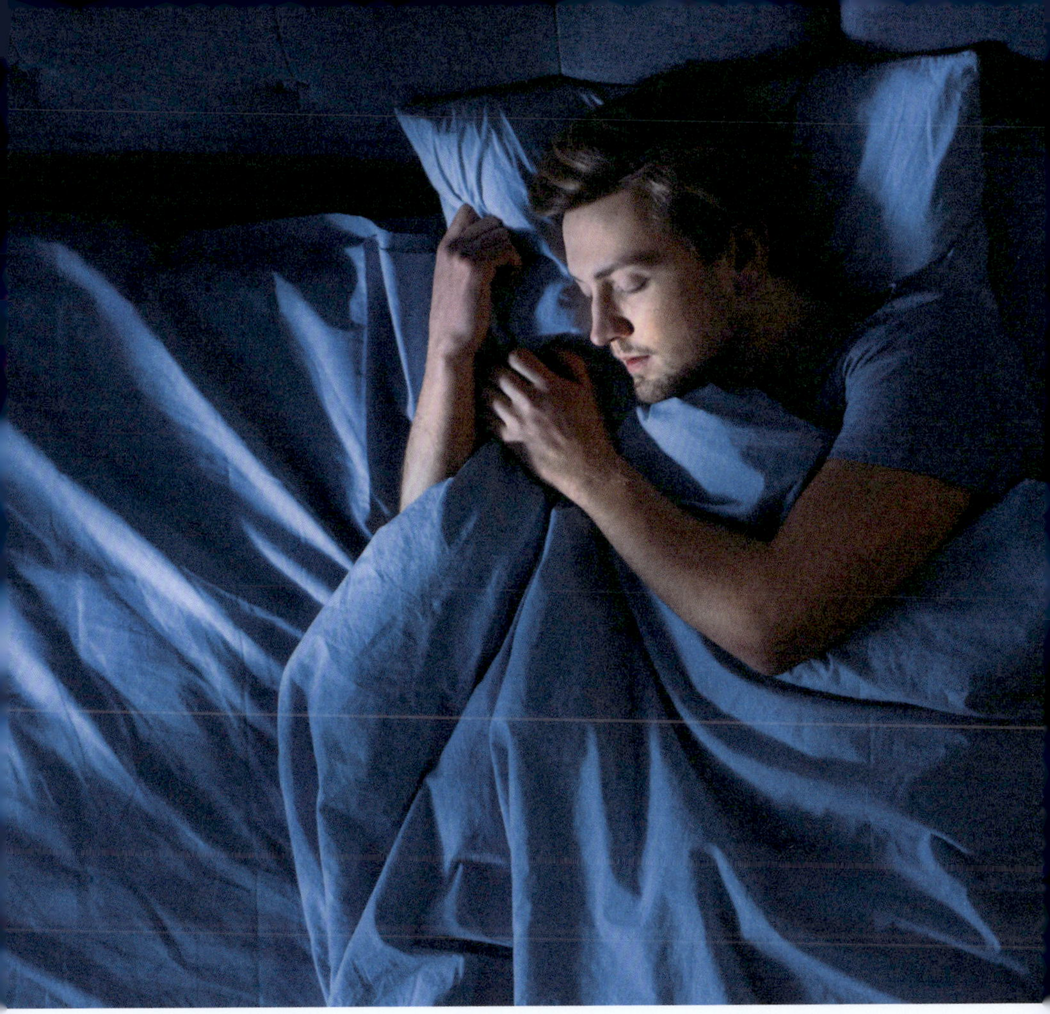

realen, beeindruckenden Wahrnehmung ihrer Schönheit, Intelligenz und ihrer erstaunlichen Freundlichkeit, mit uns ihr Leben zu verbringen.

Irgendwie müssen wir einen Weg finden, ihr am nächsten Morgen ein wenig von all dem mitzuteilen.

Groll

Während wir so daliegen und nicht schlafen können, fällt uns auf, dass wir uns über eine ganze Menge Dinge ärgern. Es gibt eine lange Liste von Menschen, die gemein zu uns waren und uns gepiesackt haben, die langweilig oder taktlos, plump oder widerlich dumm waren. Die Menschheit kann man zum größten Teil vergessen. Wenn wir in dieser Stimmung sind, fühlen wir uns wie Noah, bevor er die Arche baute. Als Gott ihn aussandte, auch nur zehn anständige Menschen zu finden, hatte er doch tatsächlich berichten müssen, dass es keine gab, außer ihm und seiner engeren Familie. Wenn wir die ganzen Rüpel bedenken, die Angeber, die Selbstsüchtigen, die Selbstgerechten, die Naiven und die Hinterhältigen, die Brutalen, die Draufgänger, die Oberflächlichen, die Aufgeblasenen, die Abweisenden, die Gierigen, die Mitläufer und diejenigen, die andere ausbeuten – dann können wir Gottes Plan durchaus verstehen, die Erde einmal vollkommen durchzuspülen und neu anzufangen.

Wenn wir so am Höhepunkt unserer Verärgerung angelangt sind, ändert sich oft die Perspektive ein wenig und wir beginnen, uns selbst zu betrachten. In gewisser Weise sind wir, obschon im Grund genommen ganz nett, selbst auch keine Engel. Wir meinen es ja gut. Wir vermasseln zwar hin und wieder Situationen, schneiden auf, drücken uns ungeschickt aus … aber wir kennen uns ja von Grund auf. Wir tun eben unser Bestes. Wir sind irritiert und genervt und werden von ungewollten Schwierigkeiten belastet. Wir verdienen Mitgefühl statt Verachtung, obwohl unsere Mängel wirklich existieren.

Dann weiten wir die Erkenntnis aus. Auch andere sind wie wir. Jeder wurde schon von Dingen belastet, die er sich nicht ausgesucht hatte; alle kämpfen sich durch, alle sind schwach und haben Pech auf Ebenen, die uns nie offenbart werden. Der elegant gekleidete Mann da hat vielleicht schon seit drei Jahren nicht mehr mit seiner Tochter gesprochen; er weiß sehr wohl, dass er etwas falsch gemacht hat, aber nicht, wie er die Situation wieder einrenken kann. Der Schläger dort wurde früher selbst geschlagen; der Angeber versucht verzweifelt, frühere Demütigungen zu überspielen. Und jeder von ihnen ist auch von Schönheit und Eleganz berührt – wenn wir das auch nicht zu sehen bekommen. Sie haben Erniedrigung ertragen, sich nach Liebe gesehnt, sie wollten Verständnis und Zuneigung finden; sie mussten weinen bei bestimmten Musikpassagen, sie waren entzückt von Morgenstunden im Sommer. Es stimmt, sie sind schreckliche Menschen, aber das ist nur ein Teil ihres ganzen Wesens.

Wir blicken auf eine Welt unverdienter Drangsale und sehnen uns daher alle nach freundlichem Verständnis. Wir sind hoffnungslos anfällige, eingebildete und schwache Kreaturen, die sich Erlösung und Vergebung wünschen. In unserem Herzen wächst nun eine Woge von Mitgefühl für alle mit Sorgen beladenen Menschen der Welt. Ohne dass jemand es bemerkt, lernen wir

Ungehaltene Reden

Was wir wirklich zu anderen Leuten sagen, ist nur ein Bruchteil dessen, was wir uns an Botschaften für sie im Kopf zusammenreimen. Viel von dem, was wir wirklich sagen wollen, entsteht in ungehaltenen Reden mitten in der Nacht.

Diese Reden sind keine Trockenübungen für das, was wir am Tag sagen wollen. Die Leute, an die diese Reden adressiert sind, sind vielleicht schon tot, leben anderswo oder sind aus anderen Gründen nicht fähig, uns zuzuhören. Doch dieses sehr private nächtliche Ausarbeiten hat seine eigene Berechtigung. Indem wir unsere Argumente bei ungehaltenen Reden anordnen und verbessern, üben wir uns in unserer Vortragsweise im täglichen Leben. Wir sollten ungehaltenen Reden ihre Daseinsberechtigung nicht absprechen.

Hier folgen einige Beispiele für Reden, die in der Dunkelheit entstehen könnten:

AN MEINE MUTTER:

Du bedeutest mir so viel. Ich weiß, wie schwer es für dich war. Wenn ich dich nicht so oft besuche, wie ich sollte, dann nicht aus Gleichgültigkeit, sondern weil ich so starke Gefühle für dich empfinde, dass ich mich selbst davor fürchte. Du hast mir das Leben geschenkt und darüber hinaus alles, was ich an Anstand gelernt habe. Ich weiß, ich habe dich weggestoßen, als ich größer wurde. Einmal nannte ich dich langweilig, und dafür schäme ich mich noch immer. Ich mochte es, wenn ich nicht zur Schule gehen konnte und nur mit dir alleine war. Ich erinnere mich, wie du mir ein weichgekochtes Ei gemacht und ans Bett gebracht oder wie du mich auf dem Sofa warm in Decken gewickelt hast, damit ich fernsehen konnte. Ich weiß noch, wie du mir das Haar geglättet und mich umarmt hast. Es tut mir so leid, dass ich dich im Stich gelassen habe. Ich liebe dich sehr.

AN MEINEN VATER:

Du hast mir Gleichgültigkeit vorgeworfen, aber dabei wolle ich nie etwas anderes als deine Liebe gewinnen. Wenn du mich angeschrien hast, als ich noch klein war, musste ich immer weinen, nicht, weil ich wütend auf dich war, sondern weil es mir so leid tat, dass ich dich verärgert hatte. Ich wollte immer, dass du auf mich stolz bist. Du weißt wahrscheinlich gar nicht, wie sehr du mich geprägt hast und wie oft ich an dich denke. So viel von dem, was ich tue, ist eigentlich für dich gedacht, für deine Anerkennung. Ich bin dir gegenüber nicht gleichgültig, ich weiß nur nicht recht, wie ich dein Freund sein kann.

AN EINEN EHEMALIGEN KOLLEGEN:

Ich war oft unausstehlich, wie zum Beispiel während des Meetings in Berlin damals. Doch da steckt mehr dahinter. Das soll nun kein Vorwurf sein, aber es war mir niemals möglich, mich Ihnen gegenüber von meiner guten Seite zu zeigen. Ich war noch so unreif. Unter anderen Umständen hätten wir Freunde sein können – etwa wenn wir uns in den Ferien oder erst ein paar Jahre später getroffen hätten. Sie wirkten leicht einschüchternd auf Menschen, aber was mich betrifft, fand ich nur einschüchternd, dass ich Sie bewunderte und nicht wusste, ob ich Sie ebenso beeindrucken konnte. Ich denke öfter an Sie, als Sie sich vorstellen können. Einmal habe ich sogar von Ihnen geträumt. Als ich vor Kurzem am Flughafen Frankfurt umsteigen musste, dachte ich, Sie von Weitem gesehen zu haben. Es wäre schön, wenn wir uns einmal begegneten.

AN JEMAND, DESSEN NAME ICH VERGESSE:

Es war nett, sich mit Ihnen beim Empfang zu unterhalten. Ich war ganz aufgeregt, als Sie vorschlugen, auf ein Gläschen irgendwo hin zu gehen. Einmal haben wir herzhaft gelacht. Sie haben mir den Kopf zugeneigt und etwas Lustiges gesagt. Es war ein verschwörerischer kleiner Moment: wir zwei gegen den Rest der Welt und alle Dummköpfe darin. Tut mir schrecklich leid, dass ich plötzlich so kühl wirkte und dann einfach nach Hause ging. Schade, dass wir unsere Telefonnummern nicht ausgetauscht haben. Mein Leben war damals ziemlich durcheinander. Ich hatte wohl plötzlich kalte Füße bekommen, dass sich etwas

Ernsteres daraus entwickeln könnte, für das ich damals nicht bereit war. Es ist verrückt, aber ich denke noch oft an Sie. In meinen Gedanken nehmen Sie eine wichtige Rolle ein: Sie erscheinen in allen Kapiteln eines Lebens, das ich nie geführt habe.

AN DIE BUNDESKANZLERIN:

Ich weiß, es ist gerade angesagt, Sie abzuwerten, und ich muss zugeben, dass ich nicht immer einer Meinung mit Ihnen bin. Aber darauf will ich hier nicht eingehen. Ich kann mir vorstellen, unter welch gewaltigem Druck Sie leben und wie Sie alles aus ganz anderer Warte betrachten als Ihre Kritiker. Jetzt sage ich es ganz einfach: Ich wünschte, ich könnte ein Freund für Sie sein. Sicher könnte ich Ihnen bei der einen oder anderen Sache, die Sie umtreibt, helfen. Ich wünschte, Sie könnten mir sagen, was Sie denken und mich an Ihren Sorgen teilhaben lassen. Manchmal wünschte ich Sie mir ein bisschen mutiger, manchmal etwas nachgiebiger. Ich glaube, das wären Sie, wenn Sie wüssten, dass Ihnen ein Freund zur Seite steht. Ich wünschte, Sie könnten mich spät abends anrufen und mit mir die Nachrichten des Tages durchgehen und was wirklich hinter den Schlagzeilen steckt. Sie könnten mir Ihre Sorgen mitteilen und wir könnten uns darüber austauschen, was das Land wirklich braucht. Ihre Hoffnungen und Erwartungen könnten Sie mir anvertrauen. Zwar würden wir nicht alles perfekt hinkriegen, aber zusammen könnten wir doch einige Steine ins Rollen bringen. Schade, dass wir morgen nicht zusammen essen gehen werden, nur wir beide.

Wir sollten
ungehaltenen
Reden ihre
Daseinsberechtigung
nicht
absprechen.

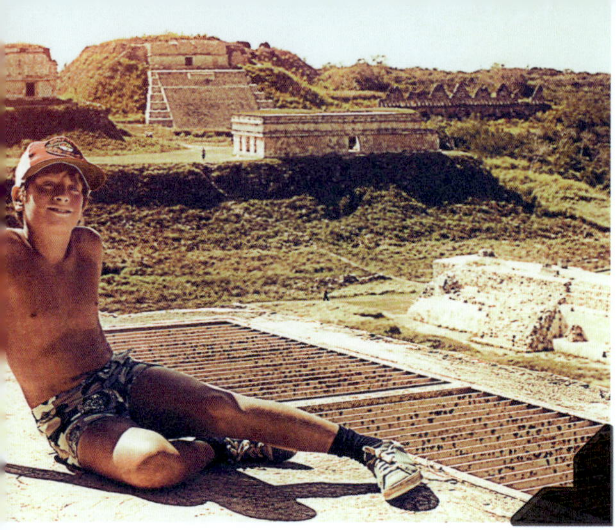

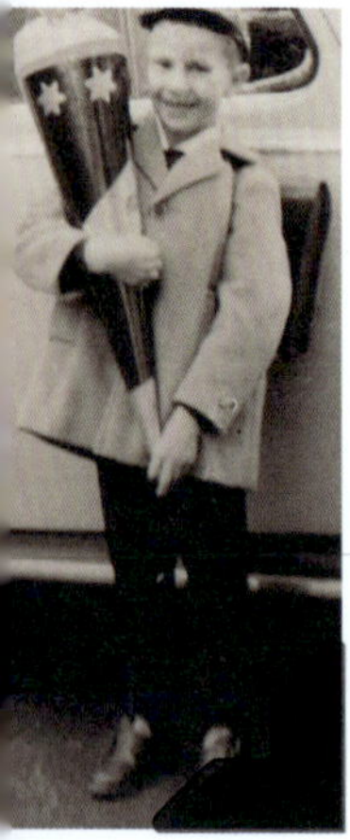

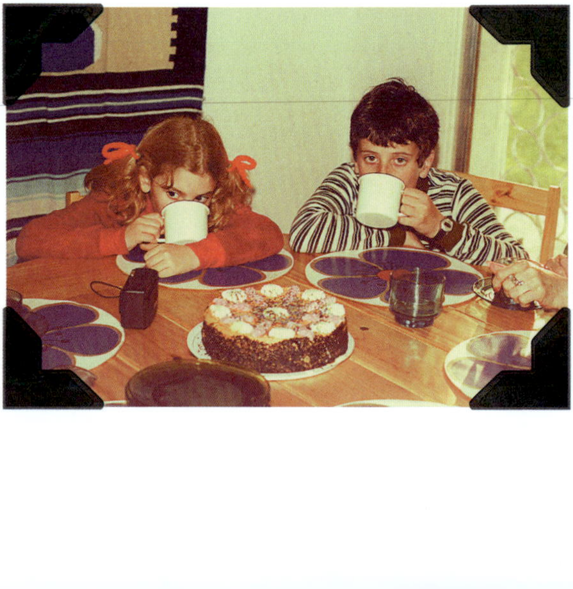

Erinnerungen

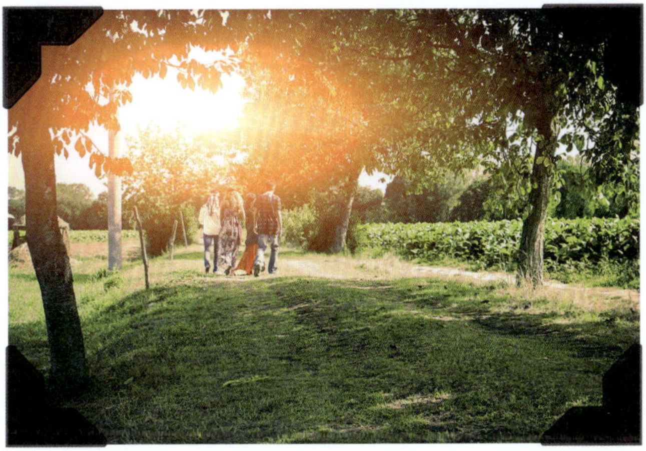

Uns geht so viel im Kopf herum, das wir tagsüber einfach verdrängen. Erstaunlicherweise haben wir nichts vergessen, was wir einmal erlebt haben, aber wir brauchen die nötige Ruhe, es an die Oberfläche kommen zu lassen. Ein innerer Fotograf hat so gut wie alles aufgenommen, was wir erlebt haben: das schottische Hochland, als wir zehn Jahre alt waren; den Vorratsraum im Haus der Großmutter auf der Insel; das Licht an einem Sonntagabend, als wir kurz nach unserem zwanzigsten Geburtstag von einer Party nach Hause fuhren.

An all das erinnern wir uns nur selten tagsüber, wenn wir beschäftigt sind. Doch manchmal – wenn wir nicht schlafen können – merken wir, dass alles noch da ist und wir durch Bilder und Szenen zurückreisen, von denen wir gar nicht wussten, dass sie in dieser Klarheit überdauert haben. Diese Erinnerungen sind an sich nicht bedeutungsvoll, aber sie sind lebhaft und überwältigend in ihrer Präsenz, schön wie eine Filmsequenz. Ein Beispiel: Wir sind wieder sieben Jahre alt. Es ist Sonntagmorgen, die Sonne scheint durch die Schlafzimmervorhänge. Die Tapete hat ein Muster aus rosa und blauen Blümchen. Wir warten darauf, dass die andern endlich aufstehen, sitzen am Boden und entwerfen ein Spiel auf einem großen Stück Papier. Die Stimmung ist ruhig und heiter und auch hoffnungsfroh. Oder: Wir sind zum ersten Mal in New York. Wir müssen so um die dreißig sein. Es ist ein richtig heißer, fast tropischer Abend und wir schlendern durch die Straßen von Lower Manhattan. Wir erinnern uns an das Pflaster, die Restaurants, die Formen der Gebäude. Wir gehen in einen Schusterladen und unterhalten uns ein wenig mit dem Eigentümer. Der Geruch von Leder und Schuhcreme liegt in der Luft. Oder: Vor fünf Jahren machten wir eine Asienreise und kommen bei Nacht in Singapur an. Wir haben einen Fensterplatz und sehen eine lange Lichterkette von Tankern, Containerschiffen und vielleicht ein paar kleinen Fischkuttern. Wenn wir so nach unten schauen, sieht die moderne Welt majestätisch und ruhig aus, wunderschön

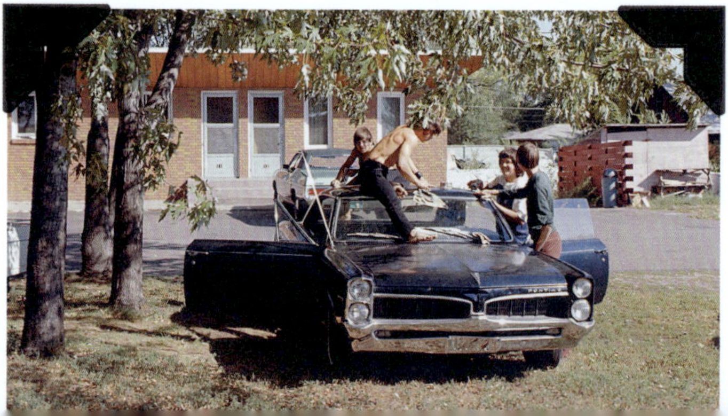

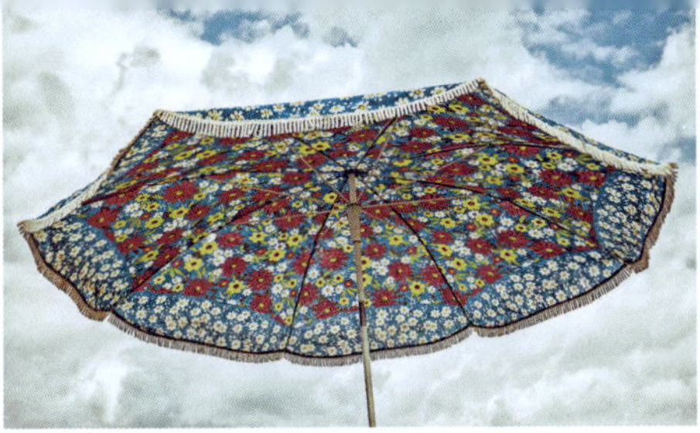

in ihrer Ordnung. Wenn wir all unsere Erinnerungen betrachten, sind wir größer als wir glauben. Im Laufe unseres Lebens haben wir enorm viel erfahren – und obwohl die Erinnerungen tief in unser Unterbewusstsein verschwunden sind, können sie wieder auftauchen, wenn wir des Nachts unseren Geist dafür öffnen.

Unsere sinnlichen Erfahrungen beachten wir oft kaum. Wir holen sie selten in unser Bewusstsein zurück. Uns scheint, als müssten sie als „Tagträumerei“ oder als „an Nichts denken“ abgetan werden. Doch bei der Vernachlässigung unserer Erinnerungen verhalten wir uns wie verwöhnte Kinder, indem wir nur einen Teil des Vergnügens aus der Erinnerung herausziehen und sie dann wegwerfen, um nach neuen Erfahrungen zu suchen. Vielleicht sind wir deshalb so süchtig nach neuen Erfahrungen, weil wir die alten so schlecht verwerten.

Wenn wir nicht schlafen können, sollten wir immer versuchen, alten Erinnerungen nachzuspüren. Unsere Erlebnisse sind nicht einfach verschwunden, wenn sie sich nicht direkt vor unseren Augen entfalten. Wir können so vieles von dem lebendig erhalten, indem wir uns aktiv daran machen, die Erinnerungen daran aufzustöbern. Von virtueller Realität wird viel gesprochen, doch in diesem Fall brauchen wir keine Geräte dazu. Wir haben die beste Apparatur für virtuelle Realität in unseren Köpfen eingebaut. Wir können – jetzt, in diesem Moment – die Augen schließen und in die schönsten und tröstlichsten Momente unseres Lebens wieder eintauchen.

Ein Lob auf Listen

Es überrascht uns nicht, dass in den Köpfen der meisten Leute ständig Zukunftsängste herumschwirren. Es gibt so Vieles, was wir planen und tun müssen, Tag für Tag. Da ist die Email von einem Freund, die wir noch nicht beantwortet haben, dann gibt es den neuen Punkt, der noch in einem Bericht untergebracht werden muss; wir müssen den Zahnarzttermin auf nächste Woche verschieben, mit einem Kunden ein Problem besprechen, das in einem Projekt aufgetaucht ist; wir müssen noch ein Geburtstagsgeschenk organisieren; die zweite Birne der Esstischlampe muss gewechselt, das Auto von der Werkstatt abgeholt werden; die Oma wartet auf einen Besuch. Dann müssen wir Zeitabläufe abstimmen: Der Flug geht um 15:15, also müssen wir gegen zwei Uhr am Flughafen sein, das heißt, gegen ein Uhr von hier wegfahren – je nach Verkehr – vielleicht besser zehn vor eins. Das bedeutet, wir müssen das Meeting um 12:45 verlassen und ein paar Leuten Bescheid geben, dass der Hauptpunkt früher abgehandelt werden sollte. Das dürfte eigentlich kein Problem sein (obwohl wir das besser schon vor ein paar Tagen getan hätten); und irgendwann zwischen dem Frühstück und dem ersten Meeting sollten wir auch die Mutter anrufen; vor der Reise nach Mailand müssen die Stromrechnung noch bezahlt und ein paar Sachen in die Reinigung gebracht werden. Im Kopf brodelt es nur so und die Aussicht auf Schlaf wird immer geringer.

Die Lösung des Dilemmas ist hier wunderbar simpel. Wir sollten hier einfach das Licht andrehen, uns Papier und Stift holen und eine Liste aufstellen. Das ist durchaus keine triviale Handlung. Das Erstellen von Listen ist eine einschneidende, großartige und wichtige Sache, mit der wir unsere angeborene Vergesslichkeit korrigieren können. Dreißig verschiedene Verantwortungsstränge gleichzeitig pro Tag zu jonglieren war einfach noch keine Anforderung, als sich das menschliche Gehirn entwickelte. Listen sind daher der Inbegriff zivilisatorischer Hilfsmittel, der Natur auf die Sprünge zu helfen.

Listen dienen nicht dazu, auf magische Weise Dinge verschwinden zu lassen, die wir tun müssen. Sie helfen, den Geist zu schulen. Viele Ängste basieren auf der Grundangst vor dem Vergessen. Es scheint, als hätte jede Aufgabe ihren eigenen lautstarken, nervösen Fürsprecher in unserem Denken, der uns ständig abfragt, ob wir ihre einzigartige Wichtigkeit auch nicht vergessen hätten. Mit inquisitorischer Aggression fragen sie: „Hast du vergessen, ...? Wann hast du geplant, ...?" Alle paar Minuten müssen wir sie beschwichtigen und ihnen bestätigen, dass wir sie noch auf dem Radar haben, und bei all dem haben wir keine Chance, Schlaf zu finden.

Doch wenn wir die Aufgabe fest in unserer Liste verankert haben, können wir die bohrenden Stimmen einfach abschalten. Wir können sie auf unse-

Viele Ängste
basieren auf
der Grundangst
vor dem
Vergessen.

re Liste verweisen und damit nachweisen, dass alles unter Kontrolle ist: Ja, wir haben daran gedacht – sieh nur, hier steht es eindeutig auf dem Papier.

Organisiert auf dem Papier, sieht unser Leben gleich übersichtlicher aus. Was uns wie eine Endlosschleife von Aufgaben vorkam, schrumpft zusammen auf „nur" zwei Dutzend. Mit kleinen Pfeilen können wir markieren, was in welcher Reihenfolge geschehen muss. Wir können Dinge streichen, die nicht in den nächsten vierundzwanzig Stunden geschehen müssen. Wir können den kommenden Monat übersichtlich planen. Eine Liste ist ein so einfaches Hilfsmittel, dass wir fast vergessen, was sie alles für uns tun kann. Wir können unsere verschiedenen Lebensstränge nicht alle gleichzeitig überdenken. Es ist daher gut, ein Stück Papier mit einer Auflistung von Stichpunkten seine einzigartige Magie entfalten zu lassen.

Das Ende der Welt

Wir sehen auf dem Smartphone nach, wie spät es ist – 3:47 Uhr – und lesen dann gleich die Nachrichten. Wir liegen im Dunkeln, noch halb verschlafen, und starren auf den winzigen, beleuchteten Bildschirm. Eine Einsicht keimt in uns auf: Das Ende der Welt könnte wirklich bald kommen. Die Welt könnte wirklich untergehen.

Tagsüber waren uns die Dinge etwas solider erschienen. Wir wussten zwar, dass es Risiken gab, aber wir waren abgelenkt durch konkrete Aufgaben: Wir mussten unsere Arbeit fertigstellen, der Flurläufer sah etwas abgenutzt aus; wir hatten daran zu denken, mehr Eier zu kaufen.

Doch nun überlassen wir uns den Zukunftsaussichten unserer Spezies, und unser Urteil fällt nicht positiv aus: Ein paar wenige Irre könnten uns in einem Wutanfall alle in die Luft jagen; unheilbare Epidemien könnten sich binnen weniger Tage auf der ganzen Welt ausbreiten, Wirtschaftskatastrophen könnten das ganze System zerstören. Uns wird lebhaft bewusst, welch tragisches Potenzial im Menschheitsprojekt angelegt ist.

Vielleicht erleben wir noch den Zusammenbruch unserer Zivilisation, so wie die Römer es einst taten. Straßen, die jahrhundertelang unterhalten worden waren, verwahrlosten damals; durch unglaubliche Ingenieursleistung erstellte Aquädukte trockneten aus; Barbaren, die einst weit entfernt in fernen Wäldern hausten, plünderten nun überall Städte und Ansiedlungen; die Geldwirtschaft wurde eingestellt, der Handel brach zusammen; eine gebildete Gesellschaft wurde zu Analphabeten. Tief in der Nacht lassen wir den Gedanken zu, dass dies in einer neuen Variante wieder geschehen könnte. Es gibt keine historische Logik oder angeborene Weisheit in der menschlichen Gemeinschaft, die so etwas verhindern könnte. Es ist nicht garantiert, dass sich die Menschheit immer weiter entwickelt. Und das ist nicht irgendein intellektuelles Gedankenspiel. Wenn wir in unser Smartphone blicken, sehen wir eine reale Vision der Zukunft.

Mit solchem Wissen im Hinterkopf, was ist da Gutes zu erwarten für die Zukunft? Wie können wir ganz konventionell „gut" antworten, wenn uns jemand fragt, wie es uns geht? Es scheint unmöglich, diese hysterischen Visionen unseres schlaflosen Ichs mit den vernünftigen Anforderungen des Alltags zu vereinbaren.

Und doch tun wir es. Ganz erstaunlicherweise sind wir Wesen, die über das Ende der Welt nachdenken und trotzdem fröhlich am nächsten Tag zur Arbeit gehen können.

Wir sind natürliche Genies der Integration: Wir können Weltuntergangsstimmung in uns tragen und parallel dazu einen robusten, pragmatischen Enthusiasmus an den Tag legen für die Erledigung notwendiger Dinge und Freuden unserer Tage. Unsere Spezies stirbt einmal aus, doch wir werden dazu angehalten, die Ecken des Leintuchs sauber unterzuschlagen, wenn wir das Bett machen; Menschen, die wir verabscheuen und fürchten, regieren zwar die Welt – aber diese Schuhe passen doch gut zu dieser Jacke, oder? Wir können das schwarze Chaos betrachten – und trotzdem vernünftig mit den alltäglichen Aufgaben des kommenden Tages fertig werden.

Verlorene Unschuld

Während der Nacht fällt uns eine Erinnerung aus unserer Kindheit ein: Das Schlafzimmer, das wir mit neun Jahren hatten; eine lange Autofahrt, bei der wir aus dem Rücksitzfenster blickten; ein Teddybär, den wir mit ins Bett nahmen. Und dann führt eine Erinnerung zur andern: Wir freuten uns auf Fischstäbchen zum Mittagessen; die ganze Woche lang freuten wir uns auf die nächste Folge unseres Lieblingsprogramms und summten die Erkennungsmelodie im Bad; im Sandkasten konnten wir Tunnel durch den kalten, feuchten Sand bohren; wir gaben vor, ein Häschen zu sein oder ein Elefant; wir versteckten uns unter dem Bett; es gab eine Geschichte über einen Vogel mit einem gebrochenen Flügel, über die wir immer weinen mussten; wir sparten unser Taschengeld für einen Papierdrachen; wir verbrachten Stunden damit, Bilder eines imaginären „Mauslands" zu zeichnen; wir beneideten einen Freund um den Raumanzug mit Helm und einem Visier, das auf und zu ging. Da war dieser wunderbare Abend, als wir Freunde unserer Eltern auf dem Land besuchten und mit deren Kindern in einem verwilderten Garten spielten, bis es so dunkel war, dass wir fast nichts mehr sehen konnten. Nicht alles war schön, natürlich, aber in dieser Stimmung von Schlaflosigkeit erinnern wir uns lieber an die netten Momente.

Damals waren wir so unschuldig. Geld spielte überhaupt keine Rolle, außer in lächerlich kleinen Beträgen; Sex war noch ein Fremdwort und uninteressant; eine Krise war, nicht zu wissen, was 7 x 8 ist oder wenn wir unser Sporttrikot zu Hause vergessen hatten. Damit verglichen erscheint uns die Welt der Erwachsenen voll Sorge und Verderbnis. Das kann schon traurig stimmen. Es ist so, als sei durch das Erwachsenwerden aus dem offenen, emp-

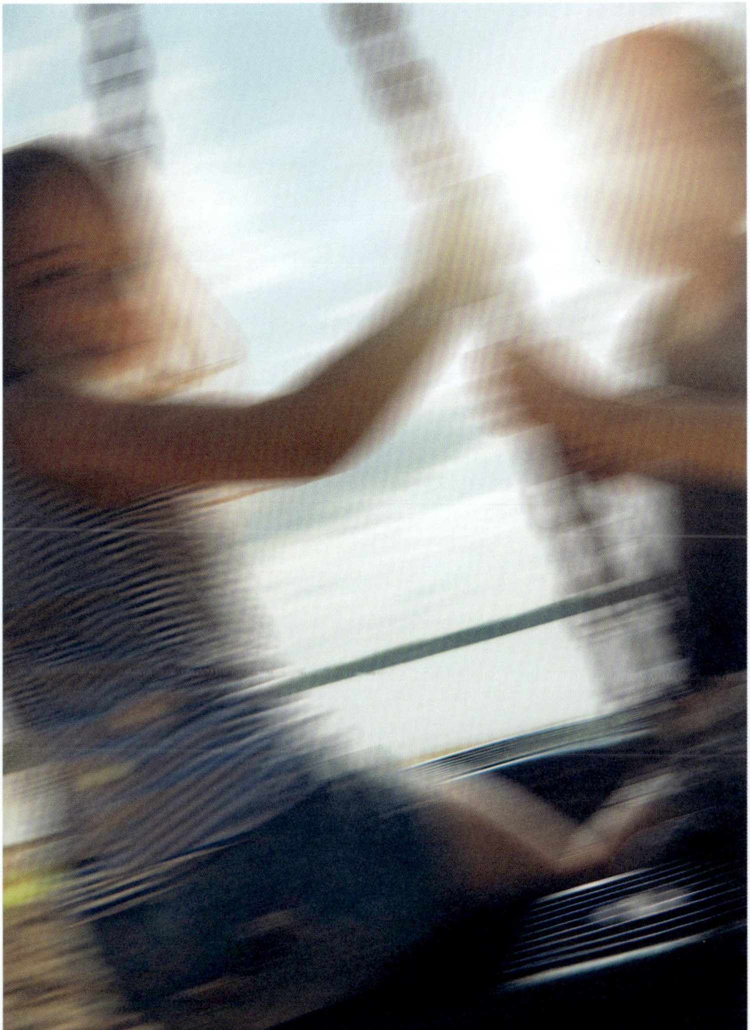

In Wirklichkeit
tragen wir
aber unsere Kindheit
immer noch
in uns.

findsamen Kind ein härterer, gröberer Mensch geworden. So viel Schönheit ging verloren, so viel Empfindsamkeit und Bereitwilligkeit, sich von kleinen Dingen entzücken zu lassen.

In Wirklichkeit tragen wir aber unsere Kindheit immer noch in uns. Sie spricht zu uns in unseren Gedanken. Wir können noch eine gewisse Unschuld in uns wiederentdecken.

Ohne die Entwicklung aufzugeben, die wir als Erwachsener durchlaufen haben, können wir dem Kind, das wir einst waren, treu bleiben. Wir können uns über einen Igel freuen und gleichzeitig die Börsenkurse im Auge behalten. Wir können eine Anwaltskarriere verfolgen und trotzdem das Versteckspiel mit einem Kind genießen. Idealerweise sollten wir unser Wissen aus der Kindheit – die Versunkenheit ins Spiel, den Spaß, nicht zu gehorchen, das Vergnügen, in eine Rolle zu schlüpfen – in die Aufgaben unseres Erwachsenenlebens einbauen.

Über das Lesen

Über das Lesen

Vielleicht hilft es ja, ein wenig zu lesen, um den Geist müde werden zu lassen und endlich in den Schlaf zu locken. Also schnappen wir uns einen Roman, der gut sein soll. Zwar haben wir im Leben schon viele Romane gelesen, aber jetzt – wo uns der Kopf voll eigener Gedanken schwirrt – erscheint uns das eine schwere Aufgabe. Der Autor gibt sich große Mühe, unser Interesse am Leben eines Menschen zu wecken, der in den 1939er-Jahren in Edinburgh gelebt hat; es regnet die ganze Zeit und sein Auto hat eine Panne; er hat eine schwangere Freundin in Budapest; in ein Kaufhaus wird eingebrochen. Einmal ist von der Dundas Street die Rede und wir blättern dreißig Seiten zurück, bis wir lesen, dass dort die Schwester des Protagonisten einmal gewohnt hat. Es kommt ein pensionierter Ingenieur mit buschigen Augenbrauen vor, der irgendwie wichtig sein muss, wir wissen aber noch nicht wie.

> Vielleicht hilft uns ein bisschen lesen dabei, die Gedanken zu beruhigen und endlich Schlaf zu finden.
>
> Holen wir uns also einen Roman …

Es wird enormer Aufwand betrieben die Existenz einer fiktionalen Figur zu verstehen. Niemand, fällt uns auf, hat sich je unseres Lebens mit so viel Aufmerksamkeit und so im Detail angenommen – unseren Angewohnheiten, Freunden, unserer Vergangenheit, unseren Zwangslagen und Problemen. Dieses Buch liefert kernige Einsichten, intelligente Zusammenfassungen, bemerkenswerte Beobachtungen und scharfsinnige Analysen, aber alles, um die Gedankengänge eines anderen Menschen nachzuvollziehen, der uns eigentlich ganz fremd ist. Es ist die übliche Situation, die wir einfach als gegeben hinnehmen. Doch nun wird uns klar: Wir lesen eigentlich das falsche Buch. Wir sollten eher ein Buch über uns selbst lesen – geschrieben mit derselben Eleganz und Weisheit, in dem jedoch das Rohmaterial unseres eigenen Lebens in eine klare Ordnung gebracht wird, in der verschiedene Vorkommnisse ausgewählt und miteinander verknüpft werden, sodass eine zusammenhängende Geschichte daraus wird.

FRANKENSTEIN
Mary Shelley

ALICE IM WUNDERLAND
Lewis Carol

DAS HAUS DES SCHLAFES
Jonathan Coe

ILIAS
Homer

EIN SOMMERNACHTSTRAUM
William Shakespeare

TRAUMDEUTUNG
Sigmund Freud

STURMHÖHE
Emily Brontë

Was wir uns wirklich wünschen ist, dass sich jemand mit liebevollem Verständnis unseres Lebens annimmt und es in klaren, eindrucksvollen Sätzen niederschreibt. Wenn wir einen Roman lesen ist das so, als gingen wir zum Arzt und erhielten eine genaue Diagnose der Ohrenschmerzen eines anderen Menschen, oder als präsen-

Es wird enormer
Aufwand betrieben
die Existenz
einer fiktionalen Figur
zu verstehen.

tierte uns ein Finanzberater die perfekte Lösung für die Geldsorgen eines Fremden, wobei wir nur hin und wieder das Gefühl haben, das eine oder andere könnte auch für uns relevant sein:

In den 1690er-Jahren wurde einer der größten Schriftsteller Frankreichs, François Fénelon, zum Hauslehrer des jungen Herzogs von Burgund ernannt. Als Hilfsmittel für seine Erziehungsmaßnahmen schrieb Fénelon einen langen, faszinierenden Roman, genannt „Die Abenteuer des Telemach", in welchem der Herzog kaum verhüllt die Hauptperson darstellt. Die Probleme, mit denen die Romanfigur zu kämpfen hatte, ihre Stärken und Schwächen – die der Autor präzise beschrieb – waren genau die des Herzogs. Es erscheint uns ein seltener und kultivierter Luxus zu sein, wenn jemand einen Roman über unser Leben schreibt. Im Prinzip ist es aber ein Luxus, den wir uns selbst verschaffen können.

Dazu müssen wir nicht unseren Job an den Nagel hängen, um Autor zu werden, denn das Buch unseres Lebens schreiben wir ja ständig. Wir arbeiten daran in den frühen Morgenstunden, wenn wir nicht schlafen können, wenn wir Tagträume produzieren, Pläne schmieden, die Vergangenheit durchforsten – und uns unsere Geschichte so gut wie möglich wieder erzählen, was uns wirklich passiert ist und was das alles bedeuten könnte.

Fragen an den Schlaflosen

Schlaflosigkeit bietet uns die Gelegenheit, einige der großen Fragen zu stellen, für die wir tagsüber meist keine Zeit haben. Das ähnelt einem Management-Team, das ein paar Stunden lang das Büro verlässt, um in einer anderen Umgebung die größeren strategischen Entscheidungen durchzudenken, für die während des Tagesgeschäfts nicht genügend Zeit bleibt.

Unser Themenkatalog von Dingen, die wir mit uns zu besprechen hätten, könnte sich um folgende Fragen herum bewegen:

Was würde ich gerne an mir selbst ändern?

____

____

____

____

____

____

____

____

____

Ohne mit uns selbst hart ins Gericht zu gehen, entwickeln wir Interesse für die Erkenntnis, dass wir nicht immer so bleiben müssen, wie wir jetzt sind: Es gibt einigen Spielraum – aber wir müssen an uns arbeiten.

Was will ich erreichen?

____

____

Hier erstellen wir keine Fantasieliste, die die Realitäten unseres Lebens nicht berücksichtigt, sondern klopfen die Grenzen ab zwischen einer ehrlichen Einschätzung unserer Fähigkeiten und unseren weiteren Hoffnungen und Ambitionen: den Dingen, die wir vielleicht erreichen können, wenn wir es richtig anstellen. Mal erweitern wir einen bestehenden Plan – was wäre, wenn wir härter an etwas arbeiteten? –, zu anderen Zeiten nehmen wir uns ein Ideal vor und reduzieren es dann auf tatsächlich erreichbare Ausmaße.

Wie möchte ich sein unter den Menschen, die ich liebe?

Oft bekommen die Menschen, denen wir am nächsten sind, nur einen kleinen Ausschnitt dessen zu sehen, was uns wirklich ausmacht. Während wir etwa unter Freunden recht humorvoll sein können, zeigt sich zu Hause nicht viel davon. Wir haben vielleicht eine Tendenz, lange einen Groll zu hegen und uns immer noch von etwas verletzt zu fühlen, was letztes Jahr einmal vorgefallen ist. Aber das alles wollen wir nun loslassen und uns den Möglichkeiten der Zukunft zuwenden. Wir könnten den Menschen um uns herum öfter zeigen, wie viel sie uns bedeuten; wir könnten etwas geduldiger sein; wir könnten mehr über uns mitteilen.

Was bedauere ich?

Bedauern soll nicht in Selbstvorwürfen ausarten. Wir wollen nur herausarbeiten, wo wir bei uns selbst und anderen versagt haben und planen, wie wir das in Zukunft ändern können.

Solche Fragen klären unser Denken, nicht weil sie zu Lösungen führen, sondern weil wir, indem wir sie uns stellen, einiges Durcheinander im Kopf entwirren. Wir liegen nicht nutzlos im Bett herum, sondern wir analysieren unsere Denkstrukturen.

Dankbarkeit

Im Alltag beachten wir schnell alles, was bei uns nicht funktioniert. Jede Irritation, ganz gleich wie klein, macht sich lauthals in unserem Kopf bemerkbar. Dies ist wahrscheinlich im Lauf der Evolution so entstanden. Wir sind die Nachkommen jener Wesen, die sich vorgesehen haben: jener, die eine leichte Bewegung im Gras wahrgenommen haben und daraus schlossen, dass sich dort eine Schlange bewegt, oder jener, die sich mitten im warmen Sommer Sorgen machten, wie sie durch den Winter kommen.

Daraus ergibt sich leider, dass wir unser Leben nicht ausgeglichen betrachten. Wir sind Experten darin, die Negativseiten aufzuzählen – die Liste all jener Dinge, die nicht funktioniert haben, nicht ganz in Ordnung sind und die wahrscheinlich schieflaufen. Doch wenn es um die positive Seite geht, sind wir willkürlich und nachlässig beim Aufzählen der Dinge, die schön, angenehm oder interessant sind und bei denen alles geklappt hat. Was moderat positiv ist, nehmen wir als gegeben hin, denn aus der Extremperspektive des Überlebenskampfes spielen diese Dinge eine nebensächliche Rolle. Dadurch präsentiert sich unser Leben unausgeglichen. Wir glauben, dass alles viel schlimmer ist, als es wirklich ist. Man muss sich ein wenig zusammenreißen und seine Aufmerksamkeit bewusst auch auf die Dinge lenken, für die wir dankbar sein sollten.

In der Nacht haben wir Zeit, Bestand aufzunehmen: Das Auto hatte keine Panne; aus dem Wasserhahn kommt auf Wunsch heißes Wasser; wir sind gesund. Die Kinder sind manchmal nett. Unser Lebensgefährte ist hin und wieder richtig großzügig. In letz-

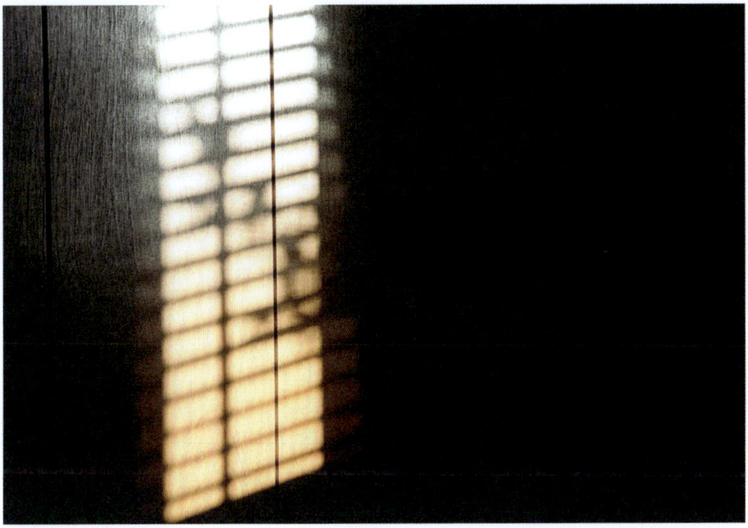

ter Zeit war es schön warm. Gestern waren wir den ganzen Nachmittag lang fröhlich. Unsere Arbeit gefällt uns im Moment sehr.

Wir vergessen hier nicht unsere Ambitionen oder tun so, als sei alles Gute im Leben simpel und würde nichts kosten. Aber der Instinkt, zielbewusst zu arbeiten ist sowieso schon tief in uns verwurzelt; wir wissen, wie schön materieller Erfolg oder ein neues Haus sein kann. Es sind die weniger offensichtlichen Dinge, an die wir uns in der Nacht erinnern sollten. Im Dunkeln können wir uns auf das besinnen, wofür wir dankbar sein sollten.

Einst sang man dich in den Schlaf

Heute sind wir alleine mit unseren Wachgedanken, doch früher einmal hat sich jemand darum gekümmert, uns den Weg ins Land der Träume zu ebnen. Dieser Jemand gab uns einen warmen Schlaftrunk, zurrte die Bettdecke um uns so fest, dass gerade mal unsere Nasenspitze heraus sah, dann wurde das Licht verdunkelt. Die Wange und das Ohr wurden nochmal mit dem Finger gestreichelt, eine Geschichte wurde vorgelesen, und dabei wurde die Stimme der Person immer leiser, als sie bemerkte, dass unsere Augen müde wurden. Dann sang sie ein Lied, vielleicht dasselbe, das man ihr einst in dieser mythischen Zeit sang, als sie selbst noch klein war. Sie hielt uns fest und flüsterte Kosenamen, küsste uns noch einmal die Stirn und strich uns zärtlich das Haar aus dem Gesicht. Dann ging sie auf Zehenspitzen zur Tür hinaus und ließ sie einen Spalt weit offen stehen, damit das Flurlicht hereinscheinen konnte.

Das Leben ist in vielerlei Hinsicht nicht perfekt, doch diese Person hat etwas Wunderbares getan. Sie hat in uns ein Grundverständnis eingepflanzt, dass wir geliebt werden, ohne dass wir uns das verdienen müssen, dass wir rein aufgrund unseres Daseins geschätzt werden. Und das macht uns bereit für das außergewöhnliche Phänomen, dass wir selbst eine andere Person zärtlich lieben können, auch wenn sie sich das nicht verdient hat. Im Leben durchlaufen wir Zeiten, in denen Liebe für uns keine große Rolle spielt, doch wenn wir uns an die schönsten Augenblicke unserer Kindheit erinnern, dann fällt uns auch wieder ein, wie sehr wir ihrer bedürfen.

Wachgedanken

Land der Träume *Schlaftrunk*

Bettdecke *Nasenspitze* *Licht*

Wange *Geschichte*

Stimme

Augen *Lied*

mythische Zeit

Kosenamen *Gesicht*

Zehenspitzen *Flurlicht*

Leben *Wunderbares*

Grundverständnis

Phänomen

Liebe *schönste Augenblicke*

Kindheit

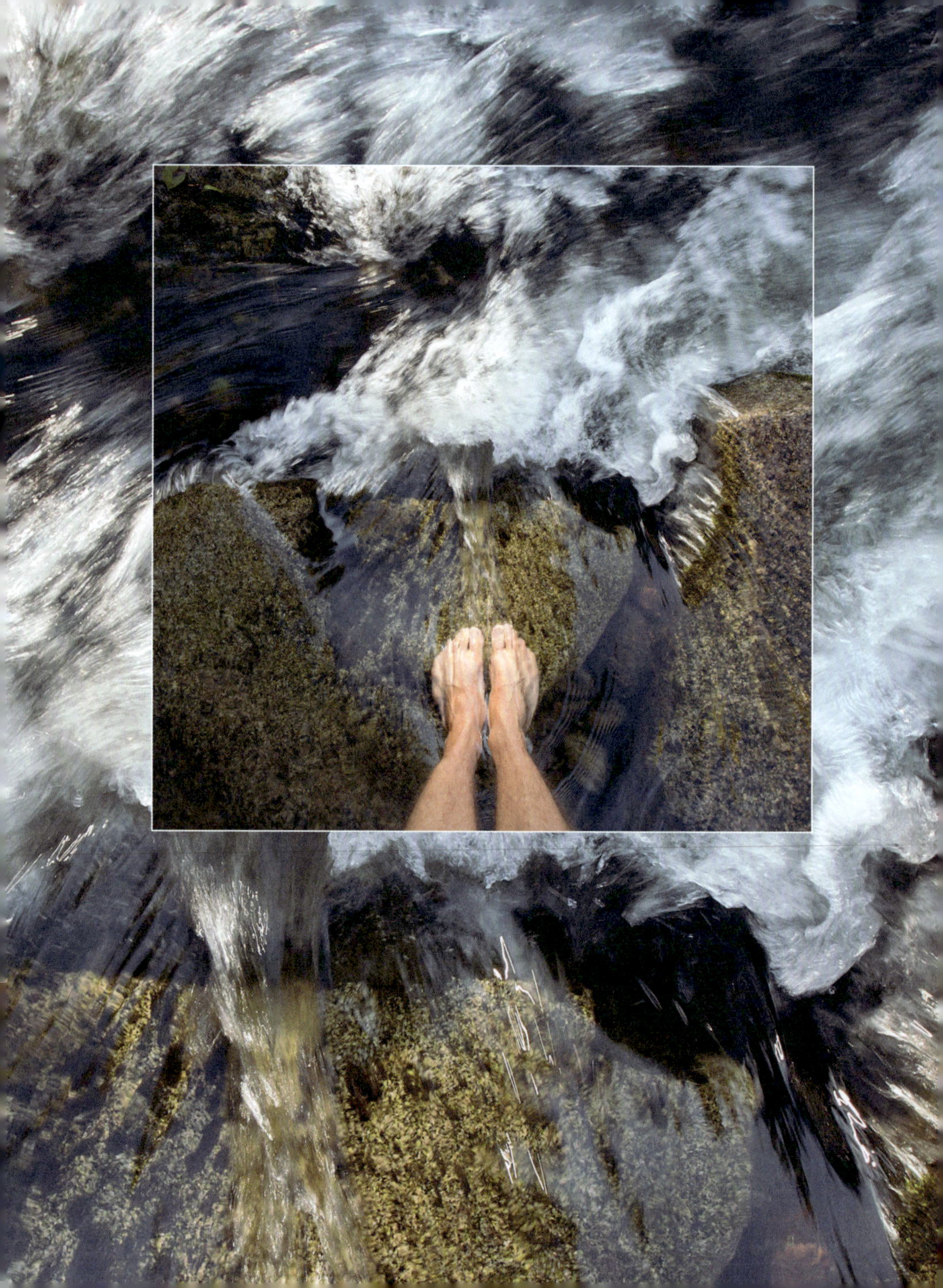

Ich habe geträumt

Wenn wir mitten in der Nacht manchmal aufwachen, können wir uns lebhaft an unseren Traum erinnern, der uns noch klar vor Augen steht. Doch noch während wir versuchen herauszufinden, was er eigentlich bedeutet, verblasst er: Die Erinnerung ist so flüchtig, dass sie der Analyse unseres Bewusstseins nicht standhält. Es bleiben nur ein paar seltsame Bilder und Fragmente: Wir gingen eine überfüllte Rolltreppe hinab; da war ein Wachmann mit einem Gewehr; dann war da ein gepflügtes Feld; wir sagten gerade der Bundeskanzlerin etwas ganz Wichtiges, dabei sah sie aus wie jemand aus unserer Klasse, als wir neun Jahre alt waren. Doch selbst wenn die Details der Umgebung und die Komplexität unseres Plots sich auflösen, bleibt doch eine schwache Erinnerung daran, dass der Traum dramatisch war, spannend und dicht gedrängt voll von Gefühlen; er war erfüllt von Ideen und Einsichten, wenn wir uns auch nicht mehr daran erinnern können, welche das waren.

Wir halten uns vielleicht nicht einmal für besonders kreativ, doch in der Nacht entwickelt unser Hirn ganz andere Potenziale. Es ist, als hätten wir ein gut ausgestattetes Filmstudio im Kopf. Ein genialer Regisseur und ein sehr kreatives Team von Autoren produzieren Nacht für Nacht neue Episoden. Sie nahmen uns mit nach Spanien, ließen die Straße aber aussehen wie Chicago; sie haben einen früheren Kollegen für die Rolle als Astronaut angeheuert; sie nahmen das Elternhaus unserer ersten Ausgehfreundin und installierten ein Schwimmbecken im Bad; sie riefen eine seit Langem gestorbene Großmutter wieder ins Leben zurück, die als Passagier in einem Taxi saß, das wir fuhren. Sie haben Szenen aus unglaublichen Perspektiven gedreht und fantastisch komplexe und spannende Handlungsstränge eingebaut. Sie haben jede Phase unseres Lebens genau studiert und unsere jeweiligen Gefühle genau beobachtet. Und jede Nacht besetzen sie uns als Hauptdarsteller.

Ein Traum ist oft ein Vehikel für Einsichten, von denen wir nicht wussten, dass wir sie haben: Es war uns nicht klar, dass dieser Urlaub, den wir mit sieben Jahren erlebten, uns so viel bedeutet hatte (Das Filmstudio hat liebevoll die Szene mit den Dünen am Strand nachgebaut und auch das blaue Eimerchen, mit dem wir Sandburgen gebaut haben.); wir hatten gar nicht begriffen, wie verunsichert wir uns gefühlt hatten, als ein Freund uns verließ (Im Traum wusste er nicht, dass wir nicht Skifahren können und war einfach ohne uns den Hang hinunter gedüst.).

Unser Traumleben – selbst wenn wir nur einen Bruchteil davon erkennen – zeigt uns, wie viel komplexer, imaginativer und seltsamer wir sind, als wir uns tagsüber geben. Es geht so viel in unseren Köpfen vor, das niemand kennt und wofür sich niemand so recht interessiert. Unsere Träume ziehen eine erstaunliche Folgerung nach sich: Im Innern sind alle Menschen so. Der langweilig aussehende Kollege vom Büro nebenan, die alte Dame mit ihrer großen Handtasche, der wir auf der Straße begegnet sind, oder der warmherzige TV-Moderator – jeder trägt in sich eine riesige, komplexe, kreative Traumwelt, die so ganz anders sein kann, als der Mensch sich nach außen hin präsentiert, die jedoch (wenn wir darauf zugreifen könnten) eine tiefere und genauere Analyse dieses Menschen erlauben würde.

Wenn wir träumen ist es, als wolle uns unser Gehirn sagen: „Ich bin ein Dichter, ich bin ein Visionär, ich kann alles. Ich bin Cecil B. DeMille – also benutze mich, befreie mich, nimm mich mit, wenn du zur Arbeit gehst, wenn du eine Werbe-E-Mail schreibst, wenn du mit deinem Kind sprichst, wenn du mit deinem Partner zum Essen ausgehst. Lass mich nicht nur nachts raus." Unsere Träume erinnern uns daran, dass wir eigentlich so viel mehr Fähigkeiten haben, als wir tagsüber normalerweise einsetzen.

Die Schule der Nacht

Wenn wir als Kinder manchmal gefragt wurden, wie alt wir sind, haben wir vielleicht viereinhalb gesagt, weil wir nicht wollten, dass wir „nur“ für einen Vierjährigen gehalten wurden. Ein paar Monate hatten uns in unserer Entwicklung weit vorangebracht, und die Riesenehre, einmal fünf zu werden, schien in fast unerreichbarer Ferne. Das bedeutet, wir waren uns bewusst, dass wir uns schnell und intensiv weiterentwickeln, und wollten dies auch anderen ganz klar signalisieren – mit einer Zahl.

Für einen Erwachsenen klänge es dagegen lächerlich und ein wenig verrückt, wenn er stolz verkündete: „Ich bin fünfundzwanzigeinhalb“ oder „einundzwanzigdreiviertel“, denn irgendwie haben wir aufgehört zu bemerken, dass wir uns auch im Erwachsenenalter ständig weiterentwickeln. Dabei haben wir uns in den letzten sechs Monaten oder auch in der letzten Woche tatsächlich stark entwickelt. Von außen sieht man es uns nicht an: Wir sind nicht größer geworden, im Büro wurden wir nicht befördert und erhielten keine neue Stellenbezeichnung, um dies der Welt kundzutun. Und die äußerlichen Veränderungen mögen nichts aussagen über die Art von Fortschritt, den wir erzielt haben: Geheimratsecken weisen nicht darauf hin, dass wir zu einem neuen Verständnis unserer Mutter herangereift sind,

Krähenfüßchen um die Augen zeigen unseren Bekannten nicht automatisch an, dass wir unsere Vorstellung von wahrem Erfolg konstruktiv geändert haben.

Viel von dem, was wir lernen, geschieht in der Nacht. In schlaflosen Nächten haben wir vielleicht unsere Einstellung zu Geld geändert oder eine wichtige Einsicht in unser Familienleben gewonnen. Vielleicht haben wir einen großen Schritt getan, indem wir mit uns selbst Frieden geschlossen oder ein Rätsel im Charakter unseres Lebenspartners gelöst haben. Unsere Weiterentwicklung geschieht oft, wenn wir nicht schlafen können und unser Denken befreit ist – und genügend Zeit hat – sich damit zu befassen, was wirklich in unserem Leben vorgeht.

Diese stillen und doch sehr realen Meilensteine werden nicht gefeiert. Wir erhalten keinen Kuchen und kein Geschenk zu dieser Gelegenheit. Niemand beglückwünscht uns oder sieht uns mit neuem Respekt an. In Schule und Studium durchlaufen wir eine klar strukturierte Ausbildung: Wir werden abgefragt und getestet um festzustellen, was wir gelernt haben. Unsere Leistungen werden benotet. In der Schule der Nacht lernen wir genauso viel, wenn nicht noch mehr, ohne dass unser Fortschritt jedoch aufgezeichnet würde.

Im Unterbewusstsein hätten wir schon gerne, dass unsere eigene Entwicklung von anderen gewürdigt wird. Das ist die Erwachsenenversion des Gefühls eines Dreizehnjährigen, der verschnupft darauf reagiert, wenn man ihn für einen Zwölfjährigen hält. Mit zunehmendem Alter mögen wir unsere Geburtstage immer weniger, denn der Ablauf von Jahren ist kein angemessenes Erfolgsverzeichnis mehr für unsere Entwicklung. Wir finden es schwierig, in Worte zu fassen, wie wir uns verändert haben, und andere sind auch nicht besonders erpicht darauf, es zu hören.

In einer idealen, utopischen Welt würde unser Fortschritt ständig gemessen; Freunde würden uns herzlich gratulieren für die Art, wie wir unsere Einstellung zu Geld weiterentwickelt oder beeindruckende Einsichten in wie ein idealer Urlaub aussieht gewonnen haben. Doch ohne diese Anerkennung müssen wir eben einfach auf uns selbst stolz sein: auf die Art, wie wir fleißig in der Schule der Nacht lernen.

Ist doch

egal,

wenn ich

nicht

schlafe …

Ist doch egal, wenn ich nicht schlafe ...

Wir haben nicht viel geschlafen und bald ist es an der Zeit, den Tag zu beginnen. In einem Moment der Panik fürchten wir: Wir werden den ganzen Tag lang so müde sein, dass wir uns nur durch unsere Aufgaben hindurchquälen können werden.

Doch eigentlich könnten wir fast stolz auf unsere Schlaflosigkeit sein. Wir haben so viel erledigt. Wir sind durch unsere Vergangenheit gereist; wir haben dem eigenen Tod ins Auge geblickt und das Ende der Welt vorausgesehen; wir haben mit den Toten gesprochen; wir haben geheimste Winkel unseres Denkens durchstreift und dabei Aspekte von uns besser kennengelernt, die uns oft verborgen bleiben; wir haben vielleicht mit einem Feind Frieden geschlossen und eine alte Liebe wieder entdeckt, haben unsere Ambitionen und Schwächen neu justiert. Wir haben unser Denken zusammengefasst und unsere Ängste erforscht und uns selbst eingestanden.

In nur wenigen Stunden ist uns unglaublich viel passiert. Wenn wir uns nun müde fühlen, dann ist es die zufriedene, fast heroische Müdigkeit, die uns nach Erledigung einer großen Aufgabe übermannt. Der Tag wird nicht perfekt ablaufen. Es gehen wie üblich viele Dinge schief. Aber wir gehen ihn aus einer neuen Perspektive an, mit ein wenig mehr Verständnis und Mitgefühl für andere und uns selbst. Vielleicht kommen wir ja heute Abend früh ins Bett. Und es ist gar nicht so schlimm – und wird sicher auch immer wieder geschehen – wenn wir in zukünftigen Nächten wieder einmal schlaflos sind.